Copyright © 2017 by Calpine Memory Books
All rights reserved. This book or any portion thereof
may not be reproduced or used in any manner whatsoever
without the express written permission of the publisher.

physician assistant LIFE

MY QUOTEABLE PATIENTS

WHO SAID IT: _____
DATE: _____
WHERE: _____
_____

66 _____
_____
_____
_____
_____
_____ 99

WHO SAID IT: _____
DATE: _____
WHERE: _____
_____

WHO SAID IT: _____
DATE: _____
WHERE: _____
_____

WHO SAID IT: _____
DATE: _____
WHERE: _____
_____

❝ _____
_____
_____
_____
_____ ❞

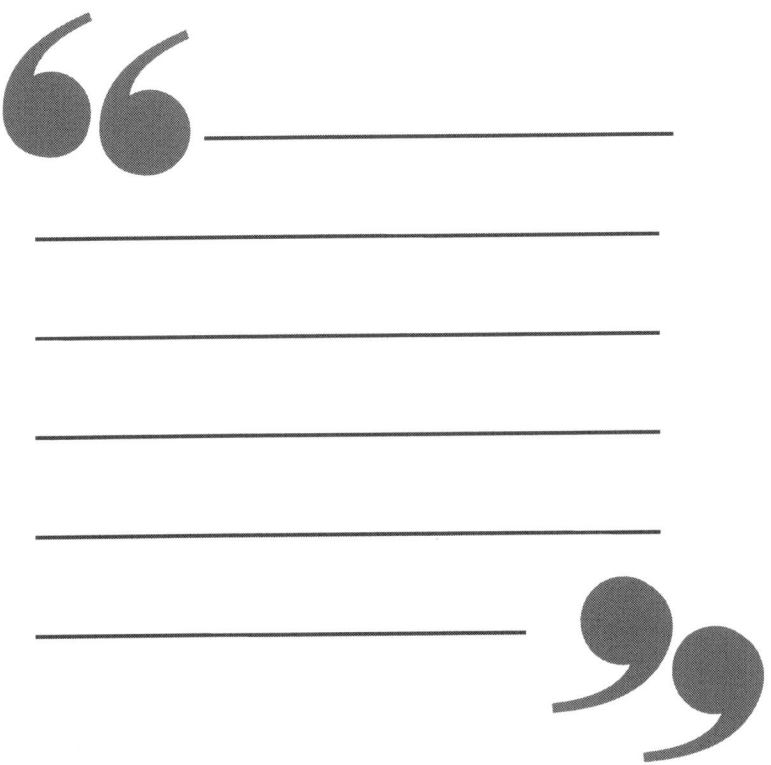

WHO SAID IT: _____
DATE: _____
WHERE: _____

WHO SAID IT: _____
DATE: _____
WHERE: _____
_____

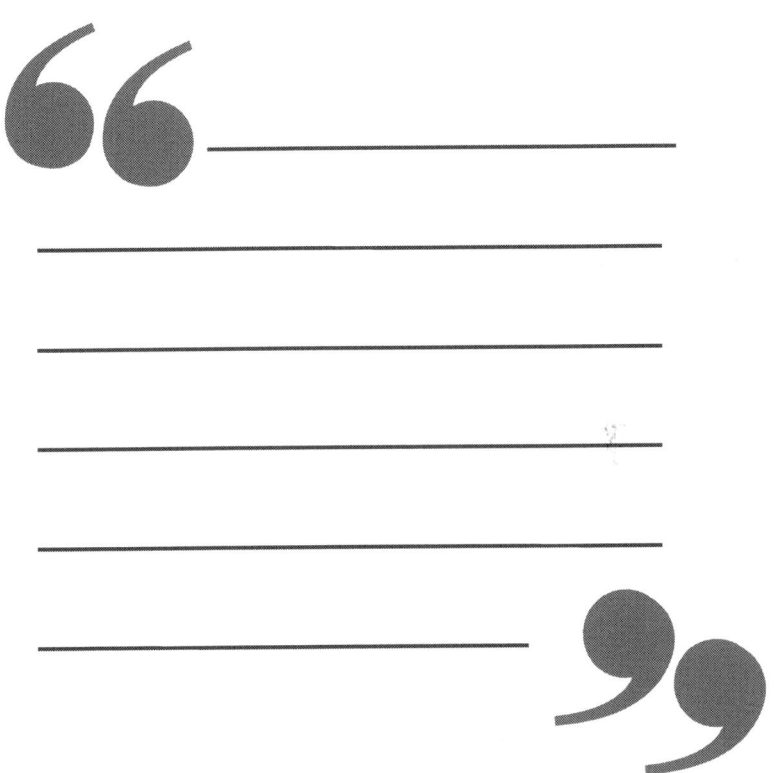

WHO SAID IT: _____
DATE: _____
WHERE: _____
_____

WHO SAID IT: _____
DATE: _____
WHERE: _____
_____

WHO SAID IT: _____
DATE: _____
WHERE: _____

WHO SAID IT: _____
DATE: _____
WHERE: _____
_____

66 _____
_____
_____
_____
_____
_____ 99

WHO SAID IT: _____
DATE: _____
WHERE: _____
_____

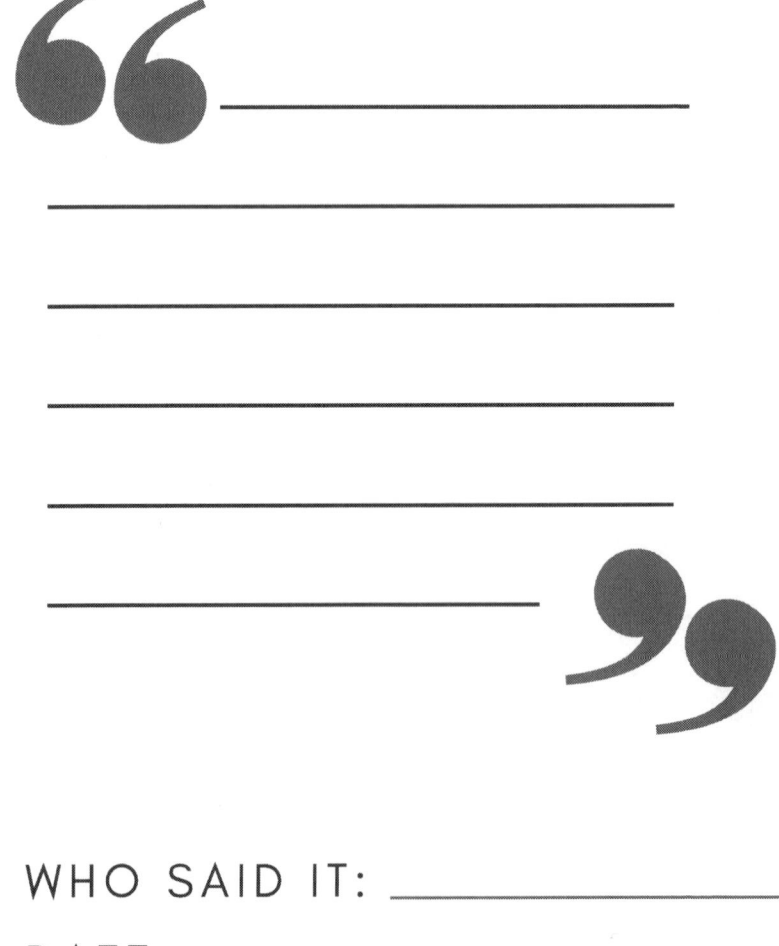

WHO SAID IT: _____
DATE: _____
WHERE: _____

WHO SAID IT: _____

DATE: _____

WHERE: _____

_____

66 _____

_____

_____

_____

_____

_____ 99

WHO SAID IT: _____
DATE: _____
WHERE: _____
_____

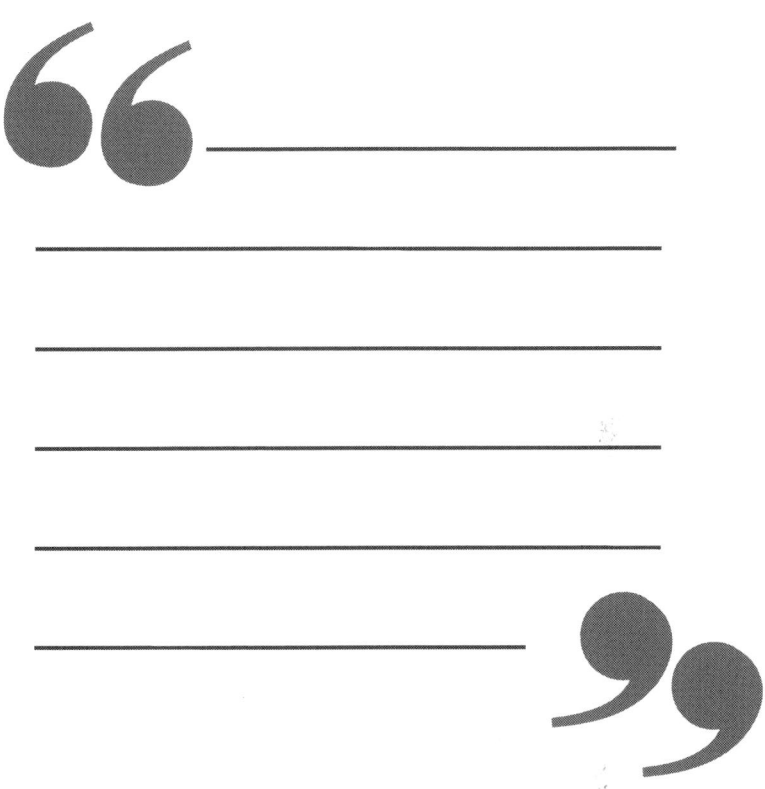

" _____

_____

_____

_____

_____

_____ "

WHO SAID IT: _____
DATE: _____
WHERE: _____
_____

WHO SAID IT: _____
DATE: _____
WHERE: _____
_____

" _____
_____
_____
_____
_____
_____ "

WHO SAID IT: _____
DATE: _____
WHERE: _____
_____

WHO SAID IT: _____
DATE: _____
WHERE: _____
_____

WHO SAID IT: _____
DATE: _____
WHERE: _____
_____

WHO SAID IT: _____
DATE: _____
WHERE: _____
_____

" _____
_____
_____
_____
_____ "

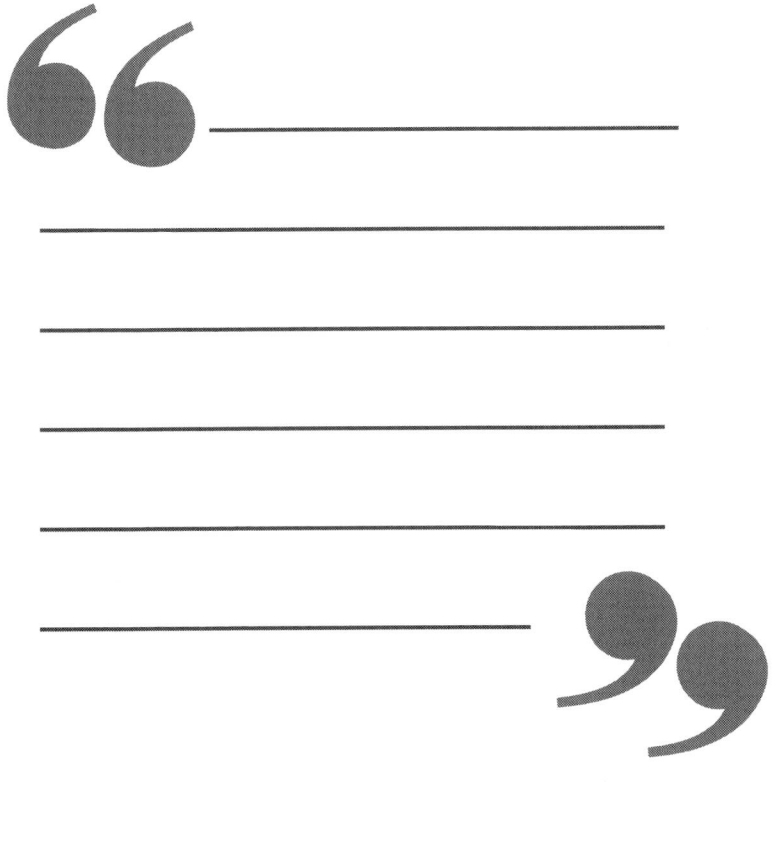

WHO SAID IT: _____
DATE: _____
WHERE: _____
_____

enjoy every moment.

WHO SAID IT: _____
DATE: _____
WHERE: _____
_____

" _____
_____
_____
_____
_____
_____ "

WHO SAID IT: _____
DATE: _____
WHERE: _____
_____

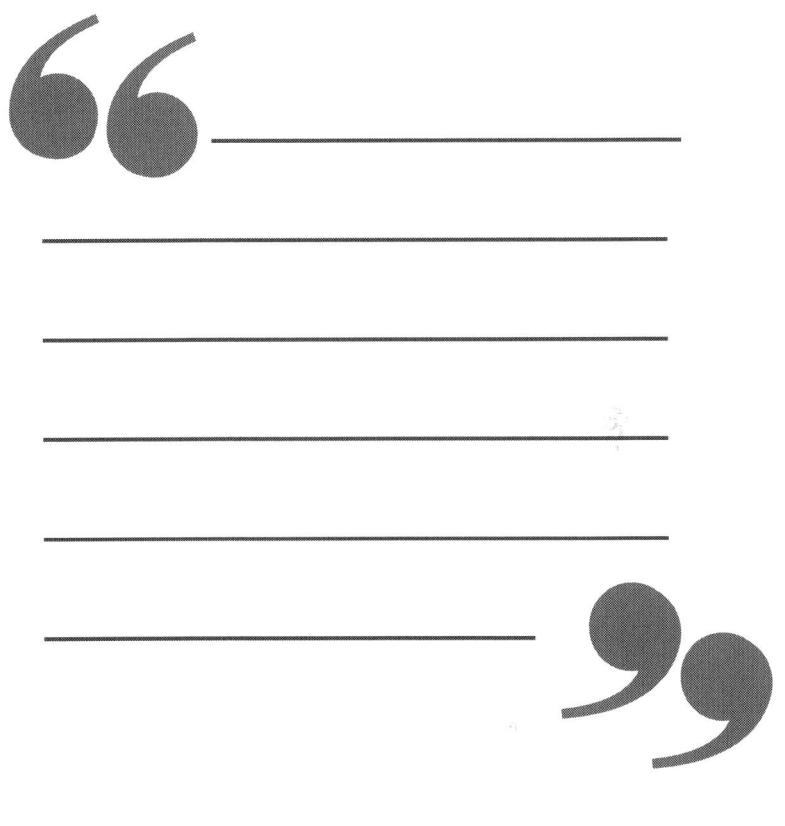

WHO SAID IT: _____
DATE: _____
WHERE: _____
_____

WHO SAID IT: _____
DATE: _____
WHERE: _____
_____

WHO SAID IT: _____
DATE: _____
WHERE: _____
_____

WHO SAID IT: _____
DATE: _____
WHERE: _____
_____

" _____
_____
_____
_____
_____
_____ "

WHO SAID IT: _____
DATE: _____
WHERE: _____
_____

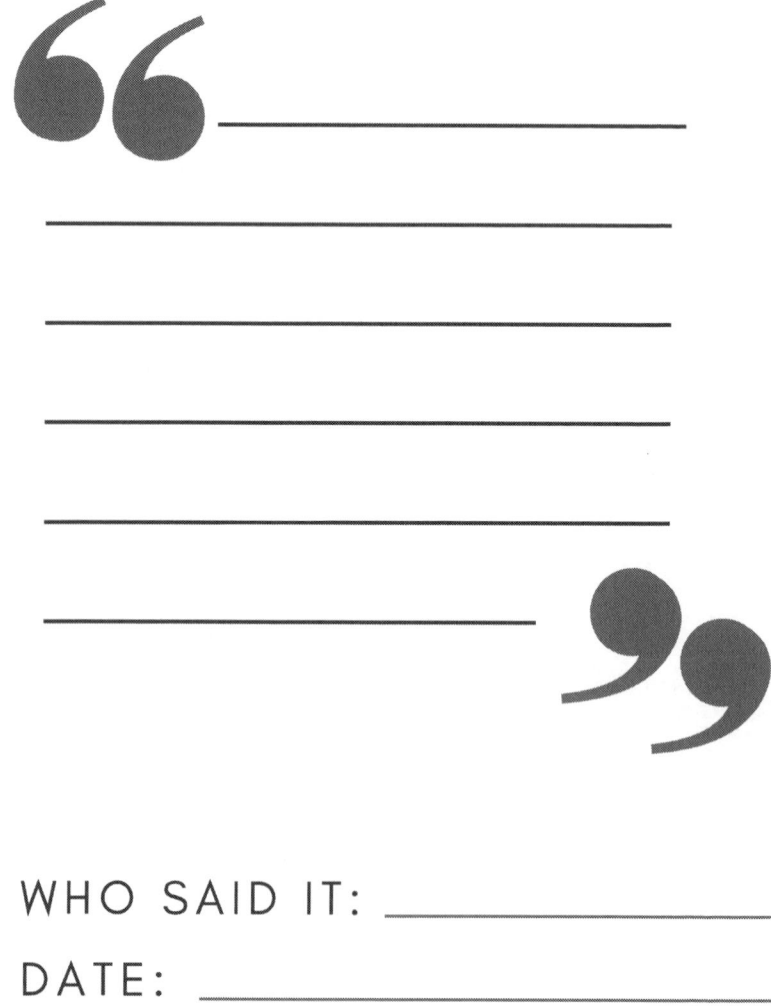

WHO SAID IT: _____
DATE: _____
WHERE: _____
_____

WHO SAID IT: _____
DATE: _____
WHERE: _____
_____

" _____
_____
_____
_____
_____
_____ "

WHO SAID IT: _____
DATE: _____
WHERE: _____
_____

" _____

_____

_____

_____

_____

_____ "

WHO SAID IT: _____
DATE: _____
WHERE: _____
_____

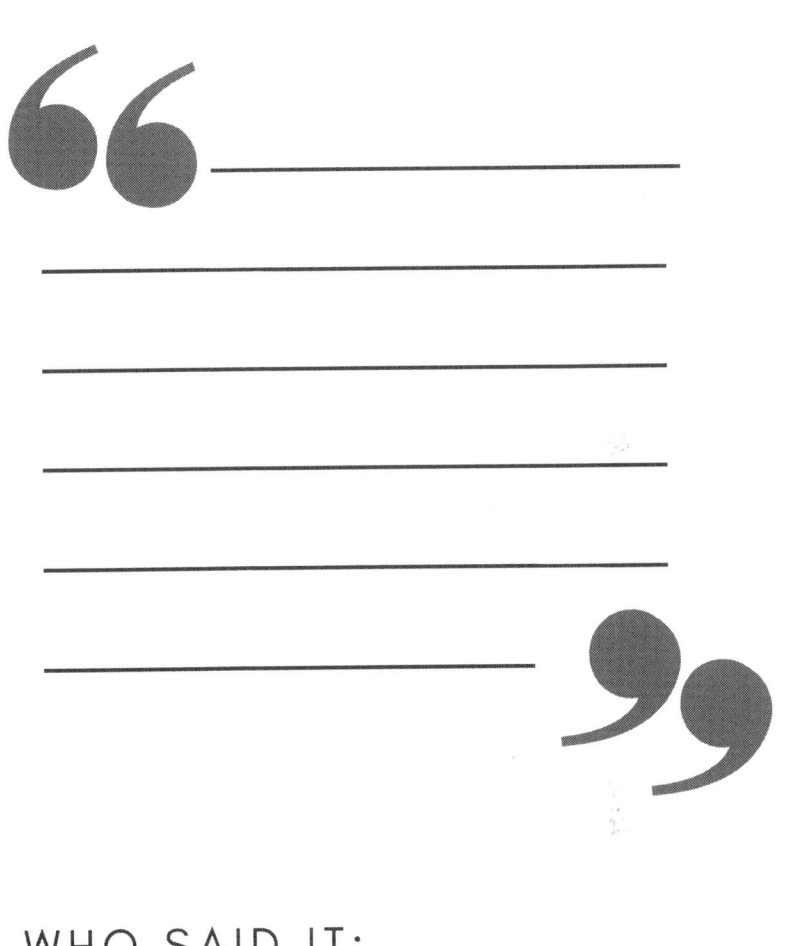

WHO SAID IT: _____
DATE: _____
WHERE: _____
_____

" _____
_____
_____
_____
_____
_____ "

WHO SAID IT: _____
DATE: _____
WHERE: _____
_____

WHO SAID IT: _____
DATE: _____
WHERE: _____
_____

WHO SAID IT: _____
DATE: _____
WHERE: _____
_____

WHO SAID IT: _____
DATE: _____
WHERE: _____
_____

❝ _____

_____

_____

_____

_____ ❞

" _____
_____
_____
_____
_____
_____   "

WHO SAID IT: _____
DATE: _____
WHERE: _____
_____

WHO SAID IT: _____
DATE: _____
WHERE: _____

" _____
_____
_____
_____
_____
_____ "

WHO SAID IT: _____
DATE: _____
WHERE: _____
_____

Carpe diem!

WHO SAID IT: _____
DATE: _____
WHERE: _____
_____

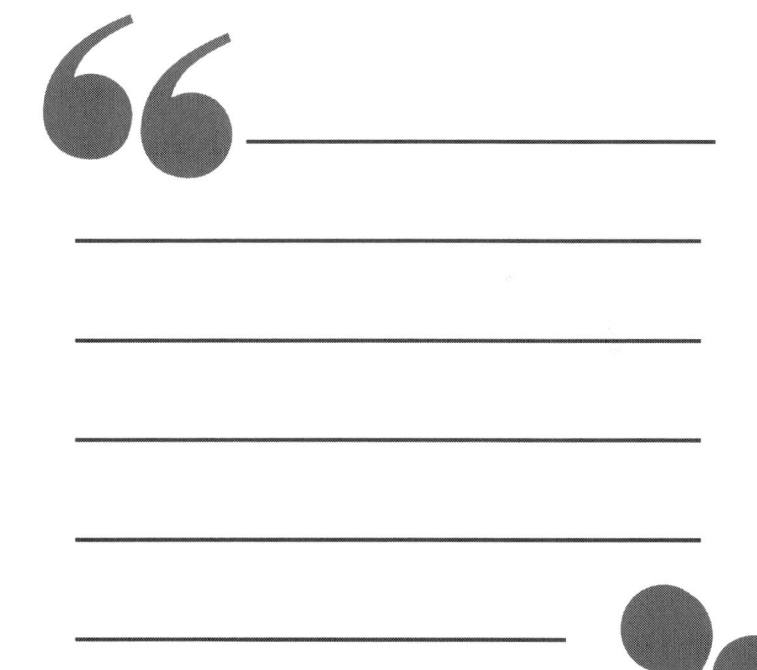

66 _____
_____
_____
_____
_____
_____ 99

WHO SAID IT: _____
DATE: _____
WHERE: _____
_____

WHO SAID IT: _____
DATE: _____
WHERE: _____
_____

WHO SAID IT: _____
DATE: _____
WHERE: _____
_____

" _____
_____
_____
_____
_____ "

WHO SAID IT: _____
DATE: _____
WHERE: _____
_____

" _____

_____

_____

_____

_____ "

WHO SAID IT: _____
DATE: _____
WHERE: _____
_____

WHO SAID IT: _____
DATE: _____
WHERE: _____
_____

" _____
_____
_____
_____
_____
_____ "

WHO SAID IT: _____
DATE: _____
WHERE: _____
_____

"   "

_____

_____

_____

_____

_____

WHO SAID IT: _____
DATE: _____
WHERE: _____
_____

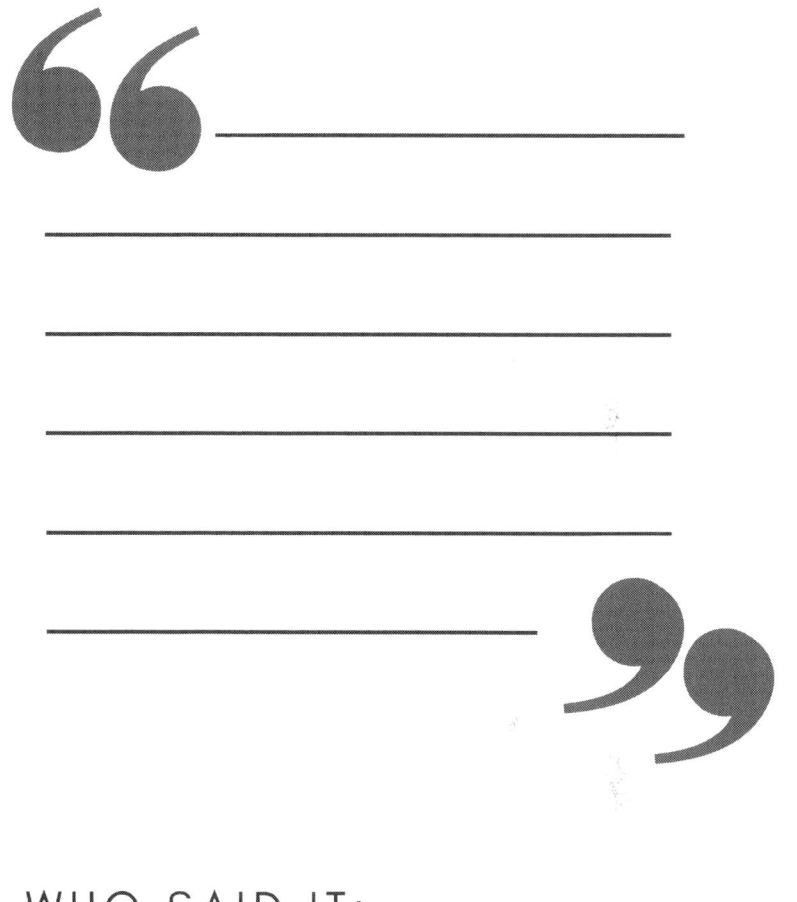

WHO SAID IT: _____

DATE: _____

WHERE: _____

_____

" _____

_____

_____

_____

_____ "

WHO SAID IT: _____
DATE: _____
WHERE: _____
_____

WHO SAID IT: _____
DATE: _____
WHERE: _____
_____

WHO SAID IT: _____
DATE: _____
WHERE: _____
_____

WHO SAID IT: _____
DATE: _____
WHERE: _____
_____

66 _____
_____
_____
_____
_____
_____ 99

"_____
_____
_____
_____
_____
_____"

WHO SAID IT: _____
DATE: _____
WHERE: _____
_____

WHO SAID IT: _____
DATE: _____
WHERE: _____
_____

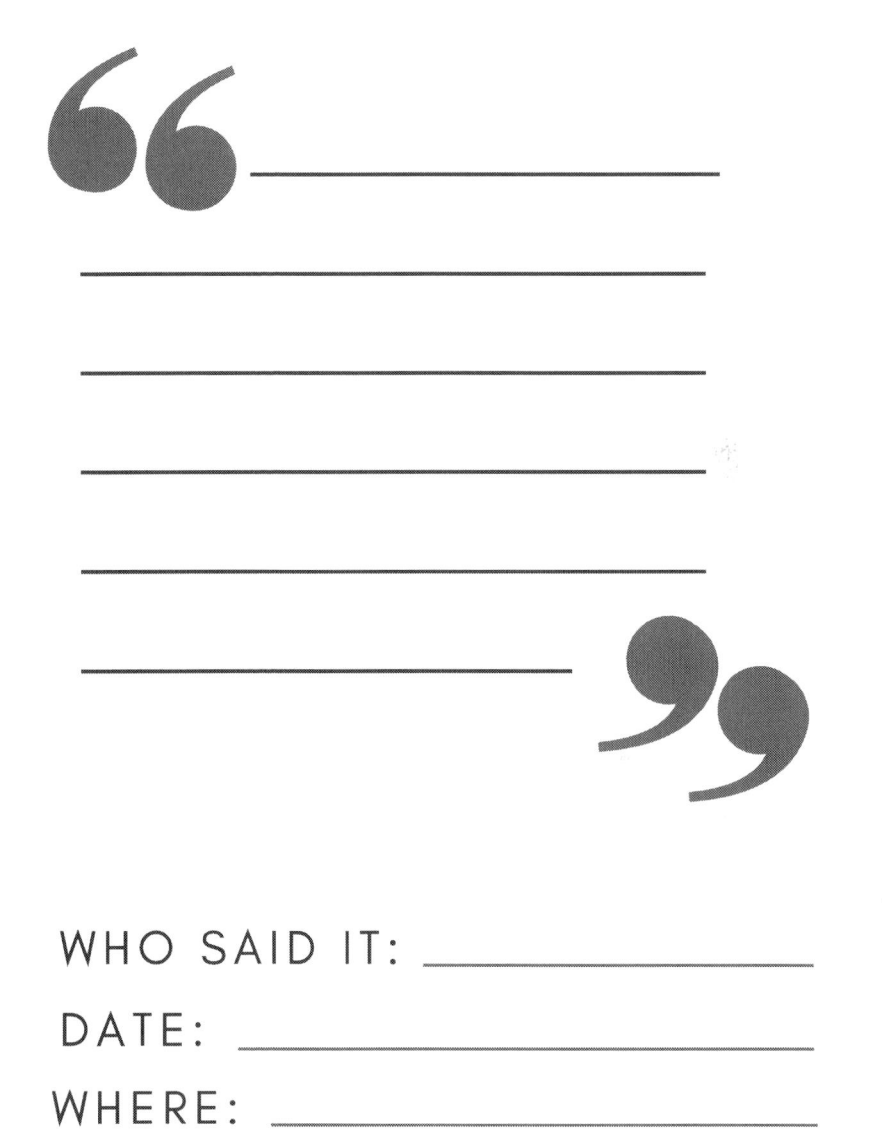

WHO SAID IT: _____
DATE: _____
WHERE: _____

WHO SAID IT: _____
DATE: _____
WHERE: _____
_____

WHO SAID IT: _____
DATE: _____
WHERE: _____
_____

precious moments

WHO SAID IT: _____
DATE: _____
WHERE: _____
_____

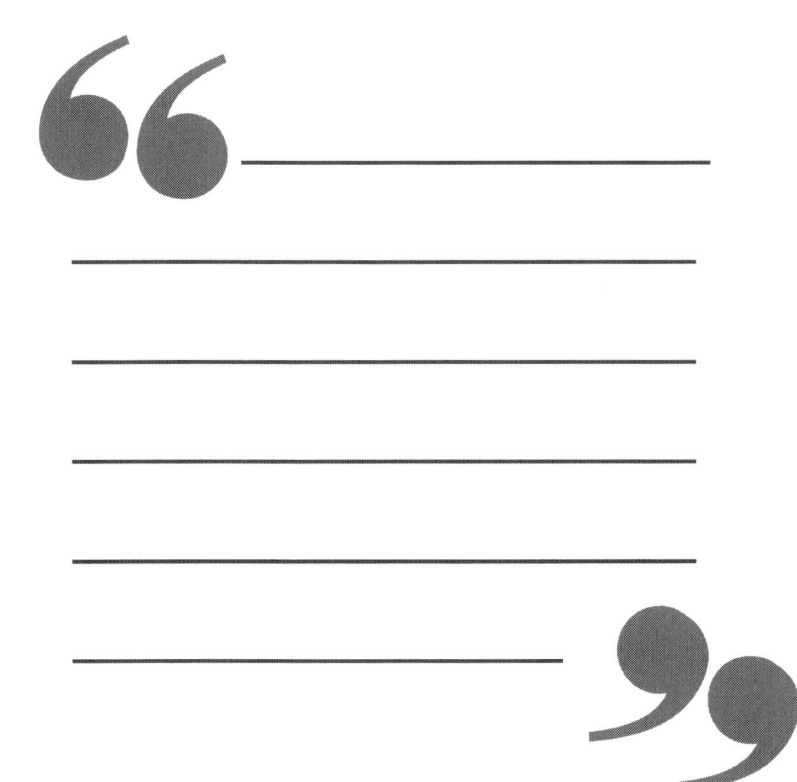

" _____
_____
_____
_____
_____
_____ "

WHO SAID IT: _____
DATE: _____
WHERE: _____
_____

" _____
_____
_____
_____
_____
_____ "

WHO SAID IT: _____
DATE: _____
WHERE: _____
_____

"

_____

WHO SAID IT: _____
DATE: _____
WHERE: _____

WHO SAID IT: _____

DATE: _____

WHERE: _____

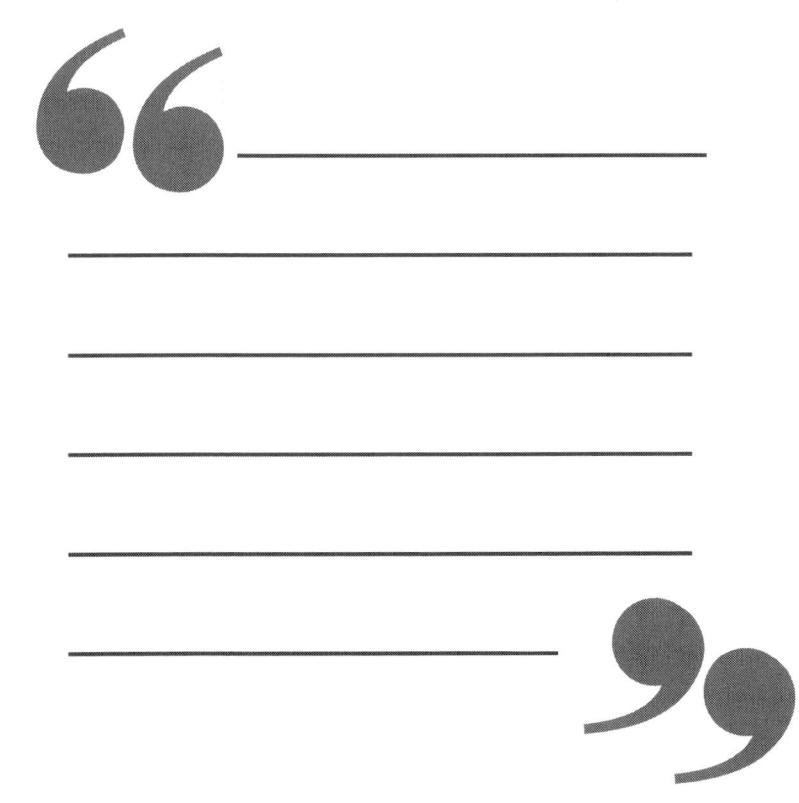

_____

" _____

_____

_____

_____

_____

_____   "

WHO SAID IT: _____
DATE: _____
WHERE: _____
_____

"_____
_____
_____
_____
_____
_____"

WHO SAID IT: _____
DATE: _____
WHERE: _____

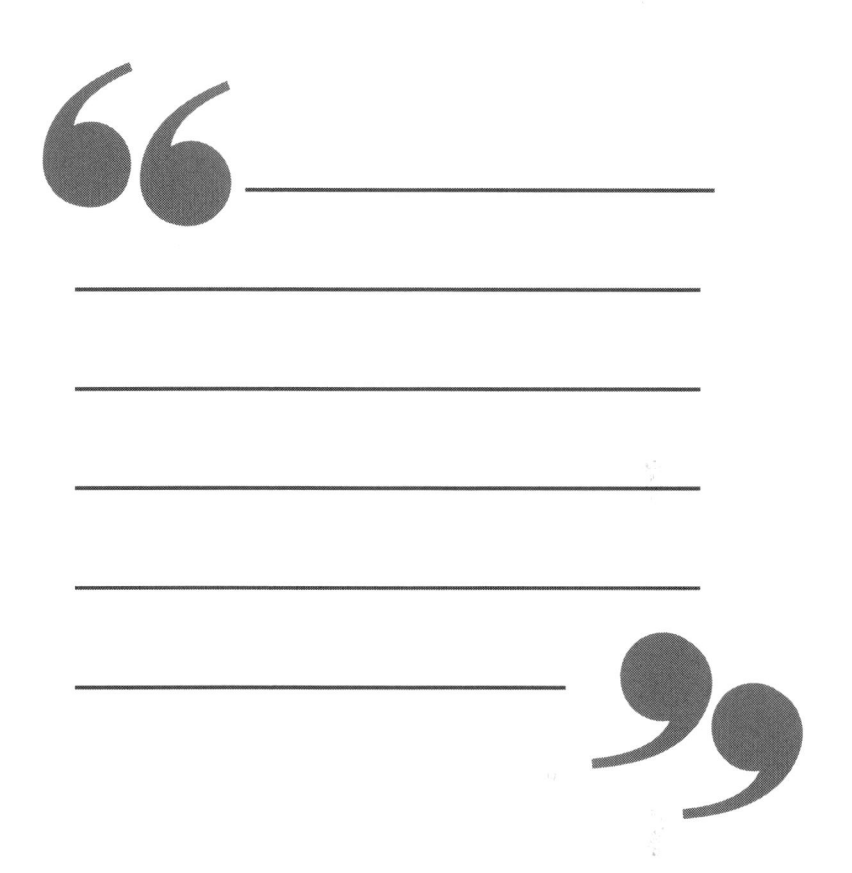

WHO SAID IT: _____
DATE: _____
WHERE: _____
_____

" _____
_____
_____
_____
_____
_____   "

WHO SAID IT: _____
DATE: _____
WHERE: _____
_____

WHO SAID IT: _____
DATE: _____
WHERE: _____
_____

WHO SAID IT: _____
DATE: _____
WHERE: _____
_____

WHO SAID IT: _____
DATE: _____
WHERE: _____
_____

66 _____
_____
_____
_____
_____
_____ 99

" _____

_____

_____

_____

_____

_____ "

WHO SAID IT: _____
DATE: _____
WHERE: _____
_____

WHO SAID IT: _____
DATE: _____
WHERE: _____
_____

"_____

_____

_____

_____

_____

_____"

WHO SAID IT: _____
DATE: _____
WHERE: _____

_____

WHO SAID IT: _____
DATE: _____
WHERE: _____
_____

WHO SAID IT: _____
DATE: _____
WHERE: _____
_____

WHO SAID IT: _____
DATE: _____
WHERE: _____

_____

" _____

_____

_____

_____

_____ "

WHO SAID IT: _____
DATE: _____
WHERE: _____
_____

WHO SAID IT: _____
DATE: _____
WHERE: _____
_____

" _____
_____
_____
_____
_____
_____ "

live
laugh
love

" _____
_____
_____
_____
_____
_____ "

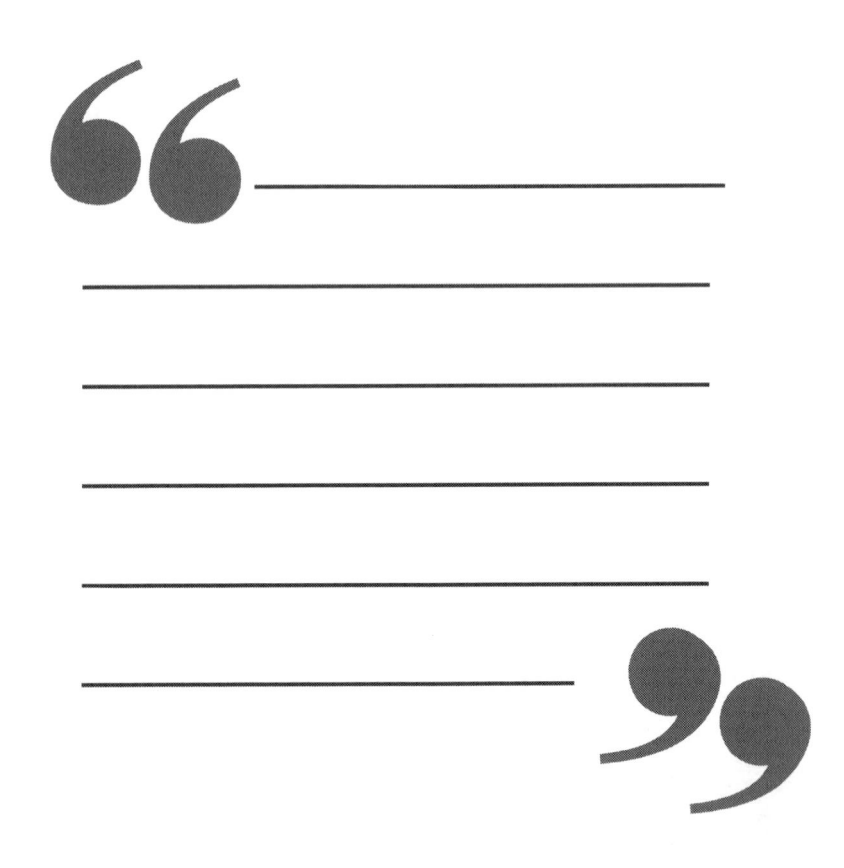

WHO SAID IT: _____
DATE: _____
WHERE: _____
_____

WHO SAID IT: _____
DATE: _____
WHERE: _____
_____

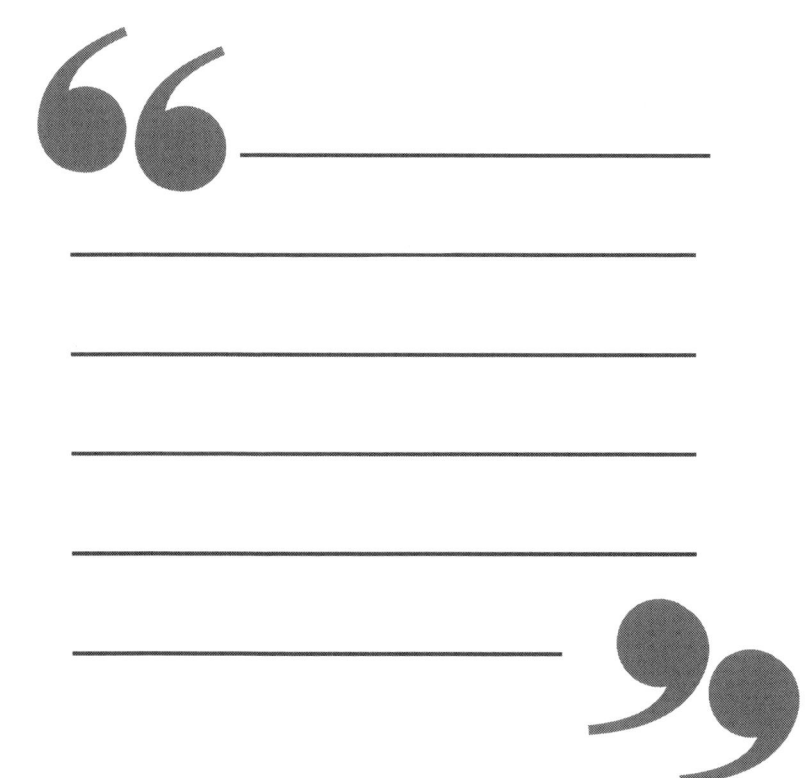

" _____

_____

_____

_____

_____

_____ "

WHO SAID IT: _____
DATE: _____
WHERE: _____
_____

" _____

_____

_____

_____

_____

_____ "

WHO SAID IT: _____
DATE: _____
WHERE: _____

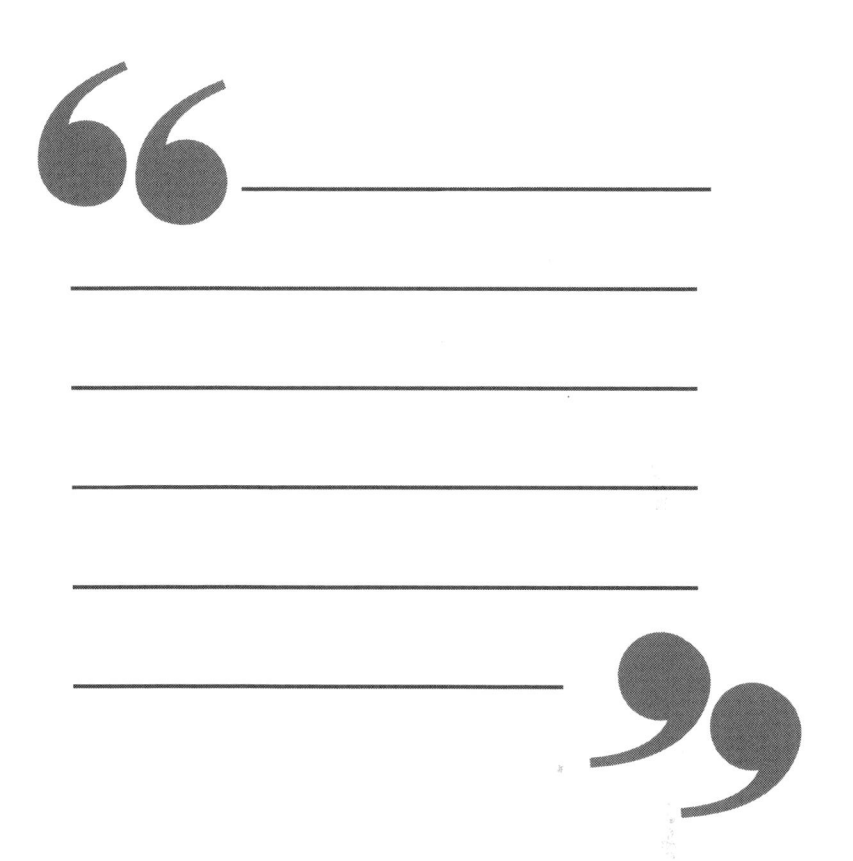

WHO SAID IT: _____
DATE: _____
WHERE: _____
_____

" _____
_____
_____
_____
_____
_____ "

WHO SAID IT: _____
DATE: _____
WHERE: _____
_____

WHO SAID IT: _____
DATE: _____
WHERE: _____
_____

WHO SAID IT: _____
DATE: _____
WHERE: _____

WHO SAID IT: _____
DATE: _____
WHERE: _____
_____

WHO SAID IT: _____
DATE: _____
WHERE: _____
_____

❝ _____
_____
_____
_____
_____
_____ ❞

WHO SAID IT: _____
DATE: _____
WHERE: _____
_____

" _____
_____
_____
_____
_____ "

"

_____

WHO SAID IT: _____
DATE: _____
WHERE: _____

WHO SAID IT: _____
DATE: _____
WHERE: _____
_____

"_____
_____
_____
_____
_____
_____"

WHO SAID IT: _____
DATE: _____
WHERE: _____
_____

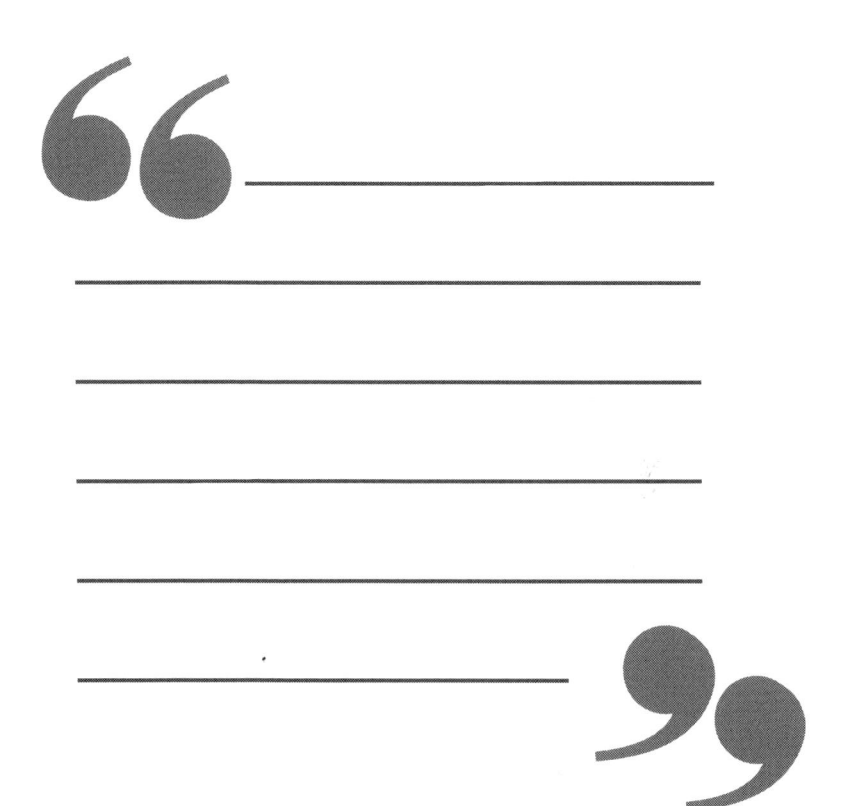

WHO SAID IT: _____
DATE: _____
WHERE: _____
_____

WHO SAID IT: _____
DATE: _____
WHERE: _____
_____

WHO SAID IT: _____
DATE: _____
WHERE: _____
_____

❝ _____
_____
_____
_____
_____ ❞

WHO SAID IT: _____
DATE: _____
WHERE: _____
_____

WHO SAID IT: _____
DATE: _____
WHERE: _____
_____

" _____
_____
_____
_____
_____ "

life is good

"

WHO SAID IT: _____
DATE: _____
WHERE: _____

WHO SAID IT: _____

DATE: _____

WHERE: _____

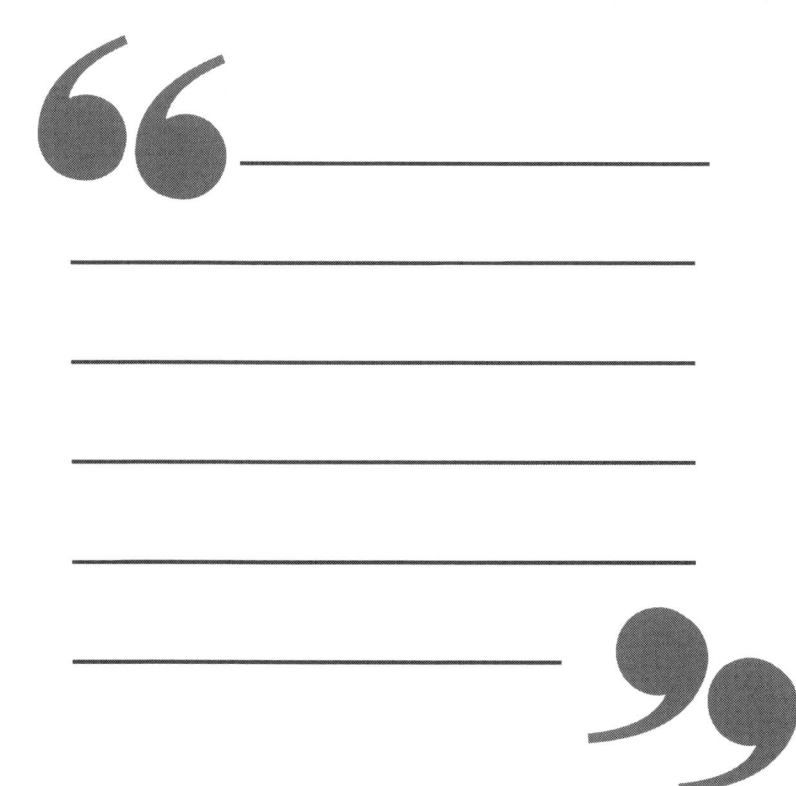

_____

" _____

_____

_____

_____

_____

_____ "

WHO SAID IT: _____
DATE: _____
WHERE: _____
_____

" _____

_____

_____

_____

_____ "

WHO SAID IT: _____
DATE: _____
WHERE: _____
_____

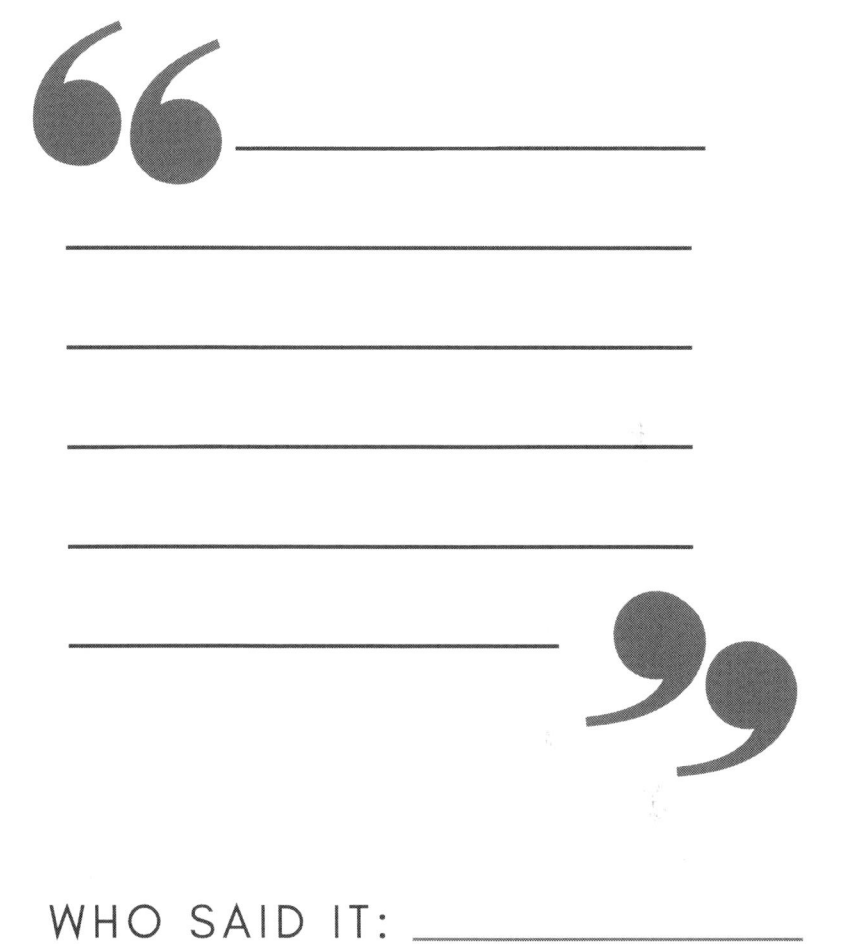

WHO SAID IT: _____
DATE: _____
WHERE: _____
_____

" _____
_____
_____
_____
_____ "

WHO SAID IT: _____
DATE: _____
WHERE: _____
_____

WHO SAID IT: _____
DATE: _____
WHERE: _____
_____

WHO SAID IT: _____
DATE: _____
WHERE: _____
_____

WHO SAID IT: _____
DATE: _____
WHERE: _____
_____

" _____
_____
_____
_____
_____
_____   "

" _____
_____
_____
_____
_____
_____ "

WHO SAID IT: _____
DATE: _____
WHERE: _____
_____

WHO SAID IT: _____
DATE: _____
WHERE: _____
_____

""
_____

_____

_____

_____

_____

WHO SAID IT: _____
DATE: _____
WHERE: _____
_____

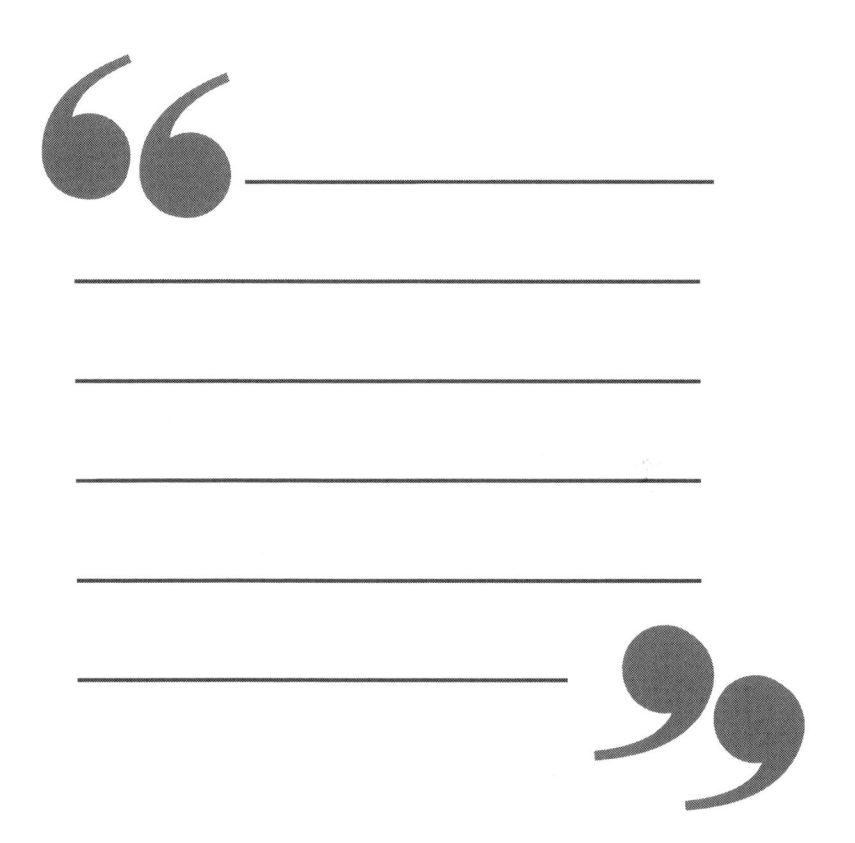

WHO SAID IT: _____
DATE: _____
WHERE: _____
_____

WHO SAID IT: _____
DATE: _____
WHERE: _____
_____

WHO SAID IT: _____
DATE: _____
WHERE: _____
_____

66 _____
_____
_____
_____
_____
_____ 99

WHO SAID IT: _____
DATE: _____
WHERE: _____
_____

"

WHO SAID IT: _____
DATE: _____
WHERE: _____

WHO SAID IT: _____
DATE: _____
WHERE: _____
_____

66 _____

_____

_____

_____

_____

_____ 99